U0251774

编委会

儿童健康卫士科普丛书

护眼小标兵成长记

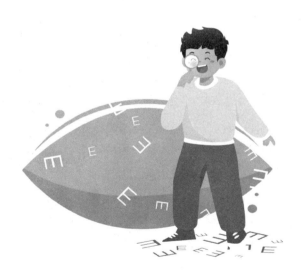

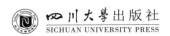
四川大学出版社
SICHUAN UNIVERSITY PRESS

图书在版编目（CIP）数据

护眼小标兵成长记 / 赵梓伶主编 . — 成都 ：四川
大学出版社，2024.5
（儿童健康卫士科普丛书）
ISBN 978-7-5690-6899-3

Ⅰ . ①护… Ⅱ . ①赵… Ⅲ . ①眼—保健—儿童读物
Ⅳ . ① R77-49

中国国家版本馆 CIP 数据核字（2024）第 096586 号

书　　名：护眼小标兵成长记
　　　　　Huyan Xiaobiaobing Chengzhangji
主　　编：赵梓伶
丛 书 名：儿童健康卫士科普丛书

选题策划：邱小平　许　奕
责任编辑：许　奕
责任校对：倪德君
装帧设计：裴菊红
责任印制：王　炜

出版发行：四川大学出版社有限责任公司
　　　　　地址：成都市一环路南一段 24 号（610065）
　　　　　电话：（028）85408311（发行部）、85400276（总编室）
　　　　　电子邮箱：scupress@vip.163.com
　　　　　网址：https://press.scu.edu.cn
印前制作：四川胜翔数码印务设计有限公司
印刷装订：成都市火炬印务有限公司

成品尺寸：146mm×210mm
印　　张：2.25
字　　数：42 千字

版　　次：2024 年 5 月 第 1 版
印　　次：2024 年 5 月 第 1 次印刷
定　　价：30.00 元

本社图书如有印装质量问题，请联系发行部调换

扫码获取数字资源

四川大学出版社
微信公众号

写给读者的一封信

亲爱的小朋友们：

　　眼睛是心灵的窗户，也是我们人体最重要的感官之一。我们依靠眼睛收集视觉信息，欣赏美丽的风景，感受世界的多彩。然而，随着现代社会的快节奏生活和电子产品的普及，我们的眼健康面临着越来越多的挑战。

　　0～6岁是视觉发育的关键时期，这个时期眼部疾病的发生对视觉发育危害极大，而且这个时候的小朋友常常不能主动告知视力异常，导致问题不能被及时发现。如果错过最佳治疗期，可能导致不可逆的视力障碍，形成终身视力残疾。

　　因此，爸爸妈妈们不可以偷懒，要从新生儿期开始关注小朋友的眼保健，科学全面地了解0～6岁儿童的眼保健知识，包括眼睛的结构和功能、0～6岁各期眼保健常识、常见的眼睛问题及其预防方法等，从而引导小朋友养成良好的用眼习惯，成为护眼小标兵，预防和减少眼睛问

题的发生，让小朋友拥有明亮健康的双眼。

希望本书能够成为小朋友和家长的眼睛保健指南，陪伴小朋友快乐成长！

让我们从 47 个眼保健问题启航，认识眼睛、了解视力、规避不良习惯，一起努力成长为一名合格的护眼小标兵！

编　者

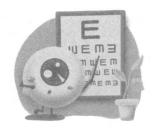

目录 contents

护眼小标兵成长记

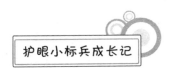

1 眼睛由哪些部分构成?

让我们从眼球以外的部分、眼睛的表面、眼睛的前部、眼睛的后部四个部分了解眼睛的结构。

眼球以外的部分

眼睛位于被称为眼眶的保护骨窝中。眼眶中的六块眼外肌与眼睛相连。这些肌肉使眼睛上下、左右运动,并使眼睛旋转。眼睛的白色部分,称为巩膜。这是一层坚固的组织,几乎覆盖了眼球的整个表面。

眼睛的表面

眼睛的表面和眼睑的内表面覆盖着一层叫作结膜的透明膜。除了结膜,眼睛表面的另一个重要组成部分是泪膜,由脂质层、水样层和黏液层三层组成。黏液层是由结膜产生的,水样层是由泪腺产生的(眼睛的泪腺位于眶内眉毛外侧的下方)。睑板腺分泌的油脂成为泪膜的脂质层。

泪液通过泪道从眼睛流出。泪膜不仅能提供必要的营养物质，维持角膜的正常代谢，还能形成一层保护屏障，防止外界微粒和病原体侵入。此外，泪液还能润滑眼睛，每次眨眼时，泪液都会重新分布，帮助减少眼睛表面的摩擦，保持视物的舒适性和清晰性。

眼睛的前部

角膜是眼睛最外层的透明组织，位于眼球的最前部。它的主要功能是折射进入眼中的光线，实现眼睛的大部分光学功能。角膜的形状和透明度对视力至关重要。由于没有血管供血，角膜主要通过泪液和房水来获取营养和氧气。

紧接着角膜的是前房，这是一个充满房水的小空间，位于角膜和虹膜之间。眼睛总是产生房水，房水不仅提供营养，还负责维持眼压和眼球的形状。为了维持恒定的眼压，房水也会从眼睛的一个区域流出，这个区域称为前房角。异常的房水流动可以导致青光眼等疾病。

前房后面是眼睛的虹膜，就是眼睛有颜色的部分，它的颜色和形态因人而异。虹膜的主要功能是通过调节瞳孔大小来控制进入眼睛的光线量。虹膜中间的黑洞称为瞳孔，光线通过瞳孔进入眼内，虹膜的肌肉会根据光线强弱自动调节瞳孔的大小，以控制到达眼球后部的光线量。

晶状体位于瞳孔的正后方，是一个透明、有弹性的双凸透镜。这个透镜可以改变形状，帮助眼睛聚焦近距离的物体。一种叫作"晶状体悬韧带"的小纤维束附着在晶状体囊袋上，使晶状体悬浮在眼壁上。晶状体被晶状体囊袋包围。晶状体的功能是进一步调节光线，确保光线能够精确地聚焦在视网膜上。随着年龄的增长，晶状体可能会变得不够透明或失去弹性，这是导致老花眼和白内障的主要原因。

当光线进入眼睛时，角膜和晶状体有助于聚焦光线，它们都在为我们提供清晰的视力方面发挥着重要作用。事实上，眼睛70%的聚焦力来自角膜，30%来自晶状体。

❀ 眼睛的后部

眼睛的后部主要包括玻璃体、视网膜、脉络膜和视神经等结构。这些结构共同协作，完成光信号的接收、转换及传输的任务，是视觉形成的关键。

玻璃体位于晶状体和眼球后部的视网膜之间，似果冻状物质，充满了晶状体后面的空腔，其主要功能是维持眼球的形状和透光性。玻璃体的透明度确保光线可以无障碍地通过，到达视网膜。

视网膜是眼睛最内层的感光组织，是视觉形成的关键部分，由黄斑和周围视网膜两部分组成。其内含有大量感光细胞，这些细胞将光转化为能量并传递给大脑。感光细胞有两种：视杆细胞和视锥细胞。视杆细胞主要负责在低光照环境下的视觉，能感知黑白，并使夜视成为可能。视锥细胞负责色彩视觉和日间视觉的清晰度，感知颜色，并提供中心（精细）视觉。视网膜就像眼睛的翻译器，当光线通过角膜、晶状体聚焦到它时，视网膜将光信号以电脉冲的形式通过视神经传递到大脑。视神经由数以百万计的神经纤维组成，这些神经纤维将这些脉冲传递到视觉皮层，即大脑中负责视觉的部分。如果没有视网膜或者视网膜受损，眼睛可能还能正常工作（它仍能吸收光线），但大脑无法接收到创建图像所需的所有信息。任何影响视网膜的因素都会导致视力变差。如果眼睛或视力突然发生变化，应该立即去看眼科医生。

脉络膜位于视网膜之外，是一个充满血管的层，主要功能是提供营养和氧气给视网膜。脉络膜的血管密集，确保视网膜细胞能够得到足够的营养和氧气，维持其正常功能。

视神经是连接眼睛和大脑的重要通道。视网膜上的电脉冲信号会通过视神经传送到大脑的视觉中枢，大脑进而

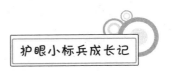

解读这些信号，使我们能够"看到"周围的世界。

2 眼睛是怎么让我们看到这个美妙世界的呢？

　　让我们从光线进入眼睛开始讲起。当光线从外界射入眼睛时，首先会经过角膜，这是眼睛最外层的透明保护膜。角膜具有折射光线的功能，帮助光线聚焦。经过角膜后，光线接着穿过瞳孔，这是位于虹膜中心的一个开口。虹膜负责调节瞳孔的大小，以控制进入眼内的光线量，类似于照相机的光圈。

　　光线通过瞳孔后，接下来会通过晶状体。晶状体是一种透明且可变形的结构，能够进一步调整焦距，确保光线能够精确地聚焦在视网膜上。视网膜位于眼球的最内层，是一个充满感光细胞（视杆细胞、视锥细胞）的薄膜。视锥细胞有三种类型，每一种都对不同波长的光敏感：红色（长波）、绿色（中波）和蓝色（短波）。我们之所以能看到红、绿、蓝以外的颜色，是因为视锥细胞能探测到其他波长的光，并共同作用产生不同的颜色。大脑能够将视锥

细胞发出的信号转换成颜色。人类的眼睛可以感知多种颜色。视杆细胞位于视锥细胞旁边，负责暗视觉。它们对光敏感，但对颜色不敏感，这意味着我们只能在弱光条件下看到灰色的阴影。在黑暗中，视锥细胞完全不起作用。夜间活动的动物能够在黑暗中看到东西，是因为它们的眼睛中含有数百万额外的视杆细胞。

当光线聚焦在视网膜上时，视杆细胞和视锥细胞会将光信号转换成电脉冲信号，这个过程称为光电转换。这些电脉冲信号随后被传递到视网膜的其他神经细胞，进一步处理后通过视神经发送到大脑。

大脑接收到的信号最终到达大脑皮层的视觉中心，即枕叶的初级视觉皮层。在这里，信号被解码和重组，形成我们所看到的图像。大脑不仅仅是被动接收信息，它还主动解读这些信息，根据过去的经验和知识对视觉信息进行分析和理解。

值得一提的是，视觉系统的高效运作依赖眼睛和大脑之间复杂而精确的协调。任何环节的故障，如角膜损伤、晶状体混浊（白内障）、视网膜病变、视神经损伤，都可能导致视觉障碍。

3 什么是视力？

　　视力，即视觉分辨力，是眼睛能够分辨外界两个物点间最小距离的能力。视力检查是眼科最基本的检查，视力的好坏是反映眼部情况的重要信息之一。当视力低于正常水平时，原因可以是眼睛任何一层面的组织或神经问题，也可以是视觉中枢的问题。在初始检查中，要测量裸眼视力，若配有眼镜，也要测量矫正视力；要测量远视力，也要测量近视力。远、近视力的不同可以给检查者提供不同的信息。例如，远视力正常、近视力下降，可能与调节功能下降有关；而近视力正常、远视力下降，则有可能是近视；若远、近视力均下降，则可能存在某种眼部病理性改变。

4 为什么测试视力很重要？

在眼科医生进行全面眼科检查时，测试视力是第一个步骤。

测试视力是识别视觉问题的关键部分。例如，它可以检测屈光不正，更常见的说法是远视和近视。远视是指看远看不清楚，看近更不清楚。近视是近距视觉可能是清晰的，但远距视觉是模糊的。

拥有 1.0（5.0）的视力并不一定意味着视觉是完美的。视力只能衡量视物的清晰度。视觉还包括眼睛协调能力、深度知觉、周边感知、聚焦能力和色觉等。

5 怎么测试视力？

　　视力测试指检查人们在一定距离外描述字母、图片或符号细节的能力。儿童应经常进行视力测试，以跟踪他们的视觉发育情况。及早发现问题可以防止问题进一步恶化。

　　根据不同年龄，儿童视力测试可以选择 E 字视力表、图形视力表、条栅视力表等。其中具有代表性的 E 字视力表的检查方法如下：

　　使用一个大写字母 E 作为视标（图 1）。这些大写的字母 E 随机朝向不同的方向，被排成一行，每一行在图表上逐渐变小。受试者会被要求站在离这张图表大约 5 米远的地方。当受试者遮住一只眼睛时，医生会让其辨认出每一行的 E 字母的方向（上、下、左、右），并大声读出来。通常情况下，医生会让受试者读越来越小的字母，直到再也认不出来。然后，让受试者用另一只眼睛重复这个过程。

4.0		0.1
4.1		0.12
4.2		0.15
4.3		0.2
4.4		0.25
4.5		0.3
4.6		0.4
4.7		0.5
4.8		0.6

图1　E字视力表

6　视力达到多少为正常？

　　根据儿童视觉发育规律，婴儿5～6周开始能固视一会儿；8周时绝大部分婴儿有中心注视并有精确的平滑追随注视；4个月时有一定注视方向感；6个月时有一定深度觉；2岁左右能有发育良好的中心注视、精确而平滑的

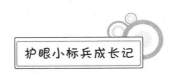

追随注视；3～5岁儿童视力的正常值下限为 0.5，6 岁及以上儿童视力的正常值下限为 0.7。

 7 0～1月龄宝宝需要做哪些眼保健检查呢？

一是排查高危因素。如果宝宝有以下任何一项高危因素，请家长尽早带宝宝到医院眼科做进一步检查。

（1）出生时体重小于 2000 克的宝宝和出生孕周小于 32 周的早产宝宝。家长应在宝宝出生后 4～6 周或矫正胎龄 32 周时，带宝宝到医院眼科进行首次眼底疾病筛查，排查有无视网膜病变。

（2）宝宝出生后曾在重症病房住院超过 7 天并接受过连续高浓度吸氧。

（3）家庭内有遗传性眼病家族史。

（4）母亲孕期有宫内感染，包括巨细胞病毒、风疹病毒、疱疹病毒、梅毒螺旋体以及弓形虫感染。

（5）宝宝有颅面部畸形（或脸部有大面积血管瘤）或者宝宝哭闹时眼球外凸等。

（6）宝宝眼睛持续流泪或者有大量分泌物。

二是看眼外观。家长如果发现有以下一项的表现，就要警惕眼病，一定要及时带宝宝到医院眼科进行检查。

（1）观察宝宝眼睑（俗称眼皮）有无缺损或上睑下垂。上睑下垂表现为宝宝一侧或双侧上眼睑低垂，明显低于正常位置，给人一种睁不开眼的感觉。

（2）宝宝眼部有无脓性分泌物或者持续流泪的现象。

（3）宝宝的两只眼球大小是否一致。

（4）角膜是否透明、对称。

（5）瞳孔是否居中、形圆、对称。

（6）瞳孔区是否发白，巩膜是否黄染。

三是测光感。家长可以在宝宝清醒时用手电筒在他/她眼前照一照，观察宝宝对光有没有眨眼的动作，如果对光无反应，家长就需要带宝宝到医院眼科做进一步检查。

如果以上检查都没有问题，那么恭喜家长们，宝宝闯过了眼睛健康的第一关。但是由于宝宝的眼睛发育还不成熟，还很脆弱，后期成长的过程中还要细心地观察照顾。我们也为家长们提供了几个促进眼部健康的小妙招，大朋友们来学习吧。

小妙招

第一招　健康照护

＊宝宝的视力发育需要良好的环境亮度，白天要保证室内光线明亮，夜间睡眠时应关灯。

＊在宝宝的日常养育照护中要注意保持眼部的清洁卫生。

＊保证宝宝有充足的睡眠和营养。

＊从宝宝出生时就要有近视防控的意识。

第二招　定期检查

＊定期带宝宝到医院接受眼病筛查和视力评估。

＊家长们还要注意识别宝宝常见的眼病和异常情况，及时到医院检查治疗。

重要提醒

带宝宝做眼保健检查，一定要认准有眼科资质的正规医疗机构。

8 婴儿期眼保健的注意事项有哪些？

一是了解婴儿期宝宝观察视物行为技能。

（1）1～3月龄：宝宝满月后已开始具有初级的注视与两眼固视能力，大多数婴儿的视觉逐渐发育并平稳地跟随运动的物体。

（2）4～6月龄：宝宝视网膜和黄斑结构已初步发育，有远近感觉并开始建立立体感。

（3）7～12月龄：6个月以后，宝宝两眼可以对准焦点，开始使用调节功能来使自己看清楚物体。

二是了解婴儿期宝宝视力检查的内容和方法。

3月龄婴儿进行瞬目反射检查和红球试验，以评估婴儿的近距离视力和注视能力。

（1）瞬目反射检查：婴儿取顺光方向，检查者以手或大物体在婴儿眼前快速移动，不接触婴儿。婴儿立刻出现反射性防御性的眨眼动作为正常。如3月龄未能完成，6月龄继续此项检查。

（2）红球试验：用直径 5 厘米左右的色彩鲜艳的红球在婴儿眼前 20～33 厘米距离处缓慢移动，可以重复检查 2～3 次。婴儿出现短暂寻找或追随注视红球的表现为正常。如 3 月龄未能完成，6 月龄继续此项检查。

6 月龄婴儿进行眼位检查（角膜映光加遮盖试验）。

眼位检查：将手电灯放至婴儿眼正前方 33 厘米处，吸引婴儿注视光源；用遮眼板分别遮盖婴儿的左、右眼，观察眼球有无水平或上下移动。正常婴儿两眼注视光源时，瞳孔中心各有一反光点，分别遮盖左、右眼时没有明显的眼球移动。

婴儿期眼保健的温馨提示：

（1）抱着宝宝到室外开阔的地方到处走走，多看看活动的物体和远处的事物。避免出现过多的近距离注视导致的异常症状，防止眼内斜。定期（如每 3 个月）到医院进行眼病筛查，就像车子需要定期保养一样，宝宝的眼睛也需要定期的"体检"来确保一切运转正常。找一个专业的儿科眼科医生，让他们用专业的小工具给宝宝的眼睛做个全面检查，这样我们才能确保宝宝的眼睛是在最佳状态下探索世界。

（2）如果 3 月龄的宝宝还不能追视父母的脸或者眼前的物体，则需要进行眼病和神经发育方面的检查。

（3）4～6月龄宝宝如果出现视力异常，可表现为歪头、斜视、眯眼等异常症状。如果发现上述症状，建议尽早到专科医院就诊。

（4）6月龄以后如果宝宝长期盯住眼前的物体或者刺激性过大的视标，如强光以及电视、电脑、手机屏幕，容易出现斜视或者视力异常。

（5）避免强光直射宝宝的眼睛。就像我们不会直视太阳一样，我们也不应该让宝宝的眼睛承受过强的光线。记得在大太阳天带宝宝外出时，给他戴上一副超酷的小太阳镜，这样不仅可以保护眼睛，还可以在公园里做个"小潮人"。

（6）要注意屏幕时间。现在的宝宝似乎一出生就知道怎么滑动平板电脑，但是过多的屏幕时间会对他们的眼睛造成压力。因此，家长们要控制宝宝的屏幕时间，不要让他们的小眼睛过早地沉迷于虚拟世界。真实的积木比虚拟的游戏更能锻炼宝宝的眼手协调能力，而且不伤眼睛！

（7）确保宝宝的营养均衡。眼睛的健康不仅需要外在的保护，内在的营养也非常重要。所以，别忘了给宝宝多吃富含维生素A的食物，比如胡萝卜、菠菜和南瓜等。这些食物就像是宝宝眼睛的"加油站"，能够帮助他们的眼睛更好地发育。

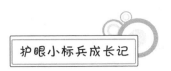

以上就是我们的婴儿期眼保健注意事项。希望所有的家长们都能够记住这些注意事项，让宝宝在探索这个五彩斑斓世界的同时，能拥有一双健康明亮的眼睛。毕竟，只有眼睛保养得宜，才能看得更远、看得更清，不是吗？

 9 1~3岁儿童的眼健康常识有哪些？

幼儿期儿童观察视物行为一览

（1）幼儿期儿童各种视觉功能开始建立和完善，儿童的色彩视、双眼立体视、对比敏感视和手脑眼协调运动基本发育，可以达到成年人的70%。此阶段应更关注屈光、眼部结构、双眼视和高级视功能的发育状态。

（2）预防用眼过度。此时儿童的眼睛还处于不完善、不稳定的发育阶段，长时间、近距离地用眼会导致儿童的视力下降，特别要注意限制儿童的近距离用眼，避免过早沉迷电视、电脑等电子产品。

（3）3岁以内的儿童本身的先天性生理性散光还未消

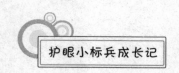

失，但是如果出现散光加重，往往导致中到高度散光，影响视觉发育。

常见的眼健康问题

在1~3岁，儿童可能会遇到一些眼健康问题，包括斜视、弱视、远视和近视等。斜视是指两眼无法同时对准同一目标，这可能导致视觉发育受阻。弱视通常被称为"懒眼"，是指一只眼的视力发育不良，未能达到正常水平。此外，由于遗传因素、环境因素或其他健康问题，儿童也可能出现近视或远视。

预防措施

预防是保护儿童眼健康的关键。家长应定期带儿童进行眼科检查，特别是在儿童出现视觉问题的早期迹象时。此外，保护儿童的眼睛不受伤害也极为重要，家长应确保儿童的玩具安全无害，避免使用小巧或尖锐的玩具。日常生活中，应限制儿童电子屏幕时间，减少眼睛疲劳，同时保证充足的户外活动时间，促进眼睛的健康发育。

家长的日常关注

家长在日常生活中应注意观察儿童的视觉行为，如是

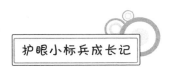

否经常眨眼、揉眼或避光，这些可能是视觉问题的初步迹象。确保儿童有足够的照明来阅读和玩耍，同时避免强光直射眼睛。合理安排儿童的饮食，增加富含维生素 A 和其他对眼睛有益的营养素的食物，如胡萝卜、菠菜和鱼类，这些都有助于眼睛的健康。

10　3~6岁儿童的眼健康常识有哪些？

✿ 规避不良习惯

（1）尽量避免接触和使用电子产品：有意识地控制电子产品的使用，非学习目的的电子产品单次使用时间不宜超过 15 分钟，每天累计不宜超过 1 小时，使用电子产品学习 30~40 分钟后，应休息并远眺放松 10 分钟。年龄越小，连续使用电子产品的时间应越短。

（2）避免不良读写习惯：建议低龄儿童尽量以家长读绘本为主进行阅读，减少近距离用眼时间。避免在采光不良、照明不足的环境下读写，不在行走、坐车或躺卧时读写。

（3）避免过早、过量近距离工作：近距离工作持续时间长（＞45分钟）、阅读距离近（＜33厘米）等都是近视的重要危险因素。

❀ 学习指认视力表

可以开始先引入儿童图形视力表，待孩子熟悉儿童图形视力表后再引入标准E字视力表。将视力表贴在距离合适、光线充足的位置，告诉孩子这个字母E的嘴巴朝哪里，手指就指向哪个方向，可以先让孩子指，家长先测自己的视力，家长测完换孩子测。注意一定要分别测单眼视力，捂住一只眼睛测另外一只眼睛，然后交换测另一只眼睛。

❀ 视力参考值的意义

视力是随着屈光系统和视网膜发育逐渐成熟的，3岁儿童裸眼视力一般可达0.5以上，4岁儿童裸眼视力一般可达0.6以上，5岁及以上儿童一般可达0.8以上。若儿童视力不能达标，或双眼视力相差两行及以上（标准对数视力表），或双眼视力相差0.2及以上（国际标准视力表），则主要是由近视、远视、散光、屈光参差、斜视、弱视或发育停滞等所致，需进一步检查确诊。

❀ 做好近视防控

（1）加强户外活动和锻炼，坚持每天 2 小时以上日间户外活动。

（2）养成良好的用眼习惯。

①读写和握笔姿势做到"三个一"：眼离书本一尺、胸部离桌一拳、手指尖离笔尖一寸。

②坚持做到保护视力"三个 20"法则：20 分钟近距离用眼后远眺 20 英尺（约 6 米）外的景物 20 秒。

③保持光线适度：白天利用自然光线照明，同时避免阳光直射；晚上除了开启台灯外，室内还应该有适当的背景光源。

（3）营养均衡，不挑食，少吃甜食和零食。

（4）养成良好的睡眠习惯，保证每天睡眠时间充足。

（5）如果该戴眼镜而不戴，反而会加重近视。

❀ 预防眼外伤

加强安全教育，避免让孩子玩尖锐物，如不要拿着铅笔、筷子、棒棒糖等尖锐物跑动，避免接触强酸、强碱等洗涤剂，以免液体溅到孩子眼中，造成化学烧伤。

❀ 必须及时就医的情形

一旦发现孩子看远处物体模糊、眯眼、频繁揉眼等异常情况，要到正规医疗机构进行医学验光，并遵医嘱正确矫正。

 11　宝宝眼睛为什么"泪汪汪"的，还经常有眼屎？

可能是鼻泪管堵塞。

我们的眼睛有泪腺，分泌泪液来滋润眼球，多余的泪液就通过鼻泪管引流进入鼻腔，我们有一个词叫"痛哭流涕"，因为眼泪进入鼻腔变成鼻涕啦！对于婴幼儿鼻泪管阻塞，我们采用阶梯治疗方案。

对于3个月以内的婴幼儿，第一步是做按摩。如果伴有眼红、眼部分泌物增多，建议使用抗生素滴眼液点眼减轻炎症反应（遵医嘱）。值得注意的是，爸爸妈妈一定要知道，滴眼液只是缓解症状，是"治标"，按摩才有可能让鼻泪管开放，才是治本。

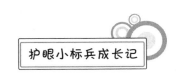

没有眼屎且没有泪液溢出才代表孩子好了，有其中之一都表示仍然阻塞。

如果按摩到孩子 4 月龄以上，眼部还是持续流泪，这时候就需要求助医生，采用人工通鼻泪管啦！不用担心，这个是儿童眼科的常见问题。

 12　什么是先天性青光眼？

青光眼会引起"青光瞎"？太恐怖啦！

先天性青光眼又称水眼，指胚胎时期发育障碍导致房角结构先天异常或残留胚胎组织，阻塞房水排出通道，导致眼压升高，整个眼球不断增大。

家长别着急！首先我们来教你分辨什么是不正常的"水汪汪"大眼睛。我们所说的大是指角膜大，就是俗称的"黑眼珠"大，不是指睑裂大。简单的判断方法就是把父母双方中眼睛大的一方的黑眼珠和宝宝的黑眼珠做比较，如果宝宝的黑眼珠比大人的都还大，就需要到医院找医生检查。

通俗地讲，我们的眼睛就像一个水池，有进水管，也有出水管，这样眼球内部的水就始终保持动态平衡，且维持一个相对恒定的压力。但当眼睛在先天发育的过程中，由于出水管有问题，导致流出不畅时，就会出现进多出少，眼球内部的压力（眼压）就会升高，而婴幼儿由于眼球壁比较薄，就会出现眼球扩张（类似于吹气球），角膜就跟着增大了。这时候宝宝可能还会出现畏光、流泪和眼睑痉挛等症状，眼睛看起来"水汪汪"的。

先天性青光眼是比较严重的疾病，家长需要尽快带宝宝就医，延误治疗可能出现不可逆性视力损坏，严重者还会致盲。

13 孩子体检查出色盲怎么办？

色盲分为先天性色盲和后天性色盲。先天性色盲是由视锥细胞内感光色素部分或全部缺失导致的，有遗传性，目前医学上仍无法治愈；后天性色盲一般由眼部病变或部分营养素缺乏，口服某些药物等引起，去除病因或补充营

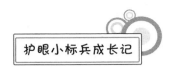

养后症状可以改善。

色盲也可以分为全色盲和部分色盲。全色盲非常罕见，患者只能分辨明暗，缺乏色觉，类似于我们看黑白电视机；部分色盲多为红绿色盲或蓝色盲。

生活中最常见的是先天性红绿色盲，属于 X 连锁隐性遗传。由于女性性染色体是 XX，男性性染色体是 XY，故这种遗传方式使得男性发病率远远高于女性。一般是外公作为患者，把他的基因遗传给他的女儿，让色觉正常的女儿作为携带者，再将红绿色盲基因遗传给外孙，由于外孙只有一个 X 染色体，故成为下一个红绿色盲患者。当然也有妈妈和外婆，甚至外婆的外婆都是携带者，但是她们色觉都是正常的，这时候舅舅就有一半的可能性和外侄有同样的色觉问题。

先天性色盲无法治疗，对于日常生活并无影响，只是不能从事交通、美术、化工、检验等相关工作。家长在培养孩子兴趣爱好的时候，尽量规避需要正常色觉的项目。

14 医生快看看，我家孩子是不是长"针眼"了？

"麦粒肿"又称"针眼"，医学上称为睑腺炎，根据部位分为内睑腺炎或外睑腺炎，是化脓性细菌侵入眼睑腺体引起的急性炎症，红、肿、热、痛伴结节形成是它的特点。通常水肿程度越重，疼痛越剧烈。最常见的致病菌是金黄色葡萄球菌。

看了上面的解释，你是不是学会了分辨孩子是不是长"针眼"呢？划重点！第一，出现的时间短，一般2～3天；第二，红、肿、疼痛明显，轻压一下孩子就哭闹，拒绝按压；第三，发现有白色脓点形成或按压发现硬结，基本就是证据确凿了。

长"针眼"，形成脓包，挤出来是不是就好了？不建议这样做！因挤压可能会导致炎症扩散！正确的做法：局部毛巾热敷，尽量让脓液自行流出，局部使用抗生素滴眼液（首选左氧氟沙星滴眼液）及眼膏，炎症范围较大、症状重的，可予以口服抗生素（首选头孢类）治疗。如波及

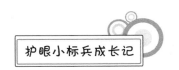
整个眼睑、同侧颜面部，睁眼困难，或伴发热、畏寒、头痛等症状，需要及时到医院就诊。

15 "霰粒肿"是什么东西？听说切了还要长？

睑板腺囊肿俗称"霰粒肿"，是由睑板腺排出管道堵塞，分泌物潴留形成的无菌性慢性肉芽肿性炎症。简单讲，就是眼皮上长包块；时间比较长，一般1周到几个月；不痛，闭眼的时候更明显；可大可小；可单发，也可多发；可单眼，也可双眼；严重者眼皮里里外外都长。

有的宝宝先天睑板腺管发育得就比较细，睑板腺功能也差。就像安装一根细小的下水管，自然容易堵塞！其他的致病因素还包括细菌、病毒、寄生虫感染等。

小的"霰粒肿"可以不用治疗，局部热敷，促进其吸收，较大或多发者需要手术治疗，对于伴皮肤糜烂、波及睑缘者，手术切除后一定要修复局部组织，否则会导致局部畸形，造成牵拉眼睑外翻、局部睫毛缺损等，影响宝宝眼睑外观。

由于我们一个眼皮有几十根睑板腺管，任何一根腺管堵塞都会出现包块，手术只是解决已经形成的"霰粒肿"，故长期的眼部护理是预防复发的重要措施。首先，经常热敷，"热胀冷缩"，尽量让睑板腺管扩张，保持其通畅，避免堵塞；其次，去除病因，有感染的要去除感染，有寄生虫的要进行驱虫治疗。

16　爸爸妈妈都近视，孩子怎样防控近视？

近视是多因素共同作用的结果，父母双方近视，孩子发生近视的风险高。注意科学用眼和养成良好的生活习惯至关重要。

就算是近视，对于长期的眼健康来说，100度和500度是有差别的，早近视和晚近视也是不同的。

古时候人们大多数时候在放牛、爬树，他们一天都在户外活动，都在看远，所以近视的发生率很低。在现代社会，孩子大多数时候在家里，近距离用眼的机会多，读书、写字、绘画、练琴等都是在近距离用眼，甚至休息都

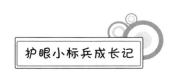

是在玩手机和平板电脑。眼睛为了适应我们这种生活状态就变成了近视眼。

以下预防近视的方法，按照有效性及重要性先后排列。

（1）"目"浴阳光：中学生大于 2 小时/天，小学生大于 3 小时/天，幼儿园儿童大于 4 小时/天。

（2）"三个 20"连续近距离用眼要休息："3010"法则、"2010"法则、"202020"法则。"3010"法则：中小学生连续用眼 30～40 分钟，让眼睛至少休息 10 分钟。"2010"法则：幼儿园儿童每 15～20 分钟近距离用眼后至少休息 10 分钟。"202020"法则：每 20 分钟近距离用眼后眺望 20 英尺（约 6 米）外 20 秒。

（3）中小学生少用或不用电子产品。

（4）保持正确的读写姿势：牢记"一尺、一拳和一寸"。

（5）在良好的视觉环境下用眼：照明充足，不在走路时看书，不在晃动的车厢内看书，不躺在床上看书。

（6）均衡营养：不挑食、不偏食，少摄入甜食和含糖饮料。

（7）确保充足的睡眠：高中生大于 8 小时/天，初中生大于 9 小时/天，小学生大于 10 小时/天，幼儿园儿童

12～14 小时/天。

（8）定期检查眼睛。

这里需要强调一下增加户外活动和减少近距离用眼的重要性。户外活动的时间是以 2 小时为基础，越多越好；孩子越小，户外活动越多。这里要正确理解户外，记住：没有屋顶的地方才叫户外！不要把孩子从家里带出来，带去商场、室内场馆玩，那是没有意义的。

户外活动是最廉价也是最有效的防控近视的措施。

 17　孩子喜欢眨眼，网上说是抽动症，怎么办？

眨眼是一个症状，不是一个疾病，所有导致眼部不舒服的因素，都会导致孩子爱眨眼。最常见的原因是倒睫毛、屈光不正、结膜炎、干眼症、维生素缺乏等，当然也有抽动症。

自己可以先大致观察一下孩子有没有倒睫毛，可以拿一个手电筒从侧面照光，看看有没有睫毛接触眼球。如果孩子眨眼还经常揉眼，伴有频繁打喷嚏，那过敏性结膜炎

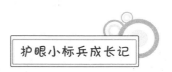

的可能性大，需要使用抗过敏滴眼液，严重者需要加用口服抗过敏药物。屈光不正、干眼症、维生素缺乏等均需要到医院就医。

网上看病不靠谱，还是需要专业医生。

如果确实是抽动症，也有办法处理，不用焦虑。

 18 孩子为什么是"大小眼"呢？

我们的新手妈妈，天天看着自己的孩子，开始几天怎么看怎么可爱，过了一段时间，觉得看哪里都有毛病。这不，觉得孩子两只眼睛好像不一样大。

首先，我们得区分一下是眼球不一样大还是睑裂不一样大。

眼球不一样大确实是大问题，必须尽快到医院诊治。

如果是睑裂不一样大，就要看情况。如果眼睑没有盖住瞳孔，就没有太大问题，定期监测视觉发育就可以了。毕竟每个人的双眼都不是完全一样大的。但是如果眼睑部分或全部盖住瞳孔，就需要到医院检查，确定病因，常见

的先天性上睑下垂需要手术治疗，但是具体的手术时机、手术方式的选择，需要根据每个孩子眼睛的情况来确定。

　　这里还需要提醒各位家长，如果孩子的双眼一样大，但是都睁不开，也需要到医院就诊。

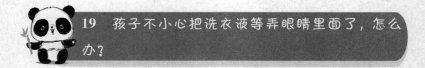

19　孩子不小心把洗衣液等弄眼睛里面了，怎么办？

　　家长一定不要把日化用品放置在婴幼儿能触及的地方！

　　误入眼内的东西有很多，如洗衣液、洁厕液、洗发水、沐浴乳、502胶水、草酸溶液、擦皮肤的各种药水……不管哪一种，首先要做的就是扒开眼皮进行彻底的眼球冲洗，就地取材，自来水、井水、矿泉水均可以，冲洗时间5分钟以上，然后尽快带孩子就医。最好留存误入东西的图片，在就医时告知医生，帮助医生快速判断东西的酸碱性，好尽快精准实施治疗。

20　倒睫毛应该怎么处理？

眼睑内翻倒睫，俗称倒睫毛，是一种睑缘内卷、部分或全部睫毛倒向眼球刺激角膜的反常状态，婴幼儿常见于下睑内侧，通常由内眦赘皮、睑部眼轮匝肌过度发育或睑板发育不全所致。其常见于胖宝宝以及鼻梁低平、单眼皮、内眦赘皮的宝宝等。

对于较小的宝宝，随着发育，部分宝宝是可以自愈的。尤其是胖宝宝，"婴儿肥"消失以后会自然好转，而对于鼻梁低平及内眦赘皮的宝宝，随着发育，部分宝宝的症状也会有所改善，也有部分宝宝症状会一直持续。

对于1～2根倒睫毛，不伴眼睑内翻的，可以考虑拔除；伴眼睑内翻或倒睫毛多的，不建议拔除。

1岁以后倒睫毛仍然明显，且经常引起流泪、伴发结膜炎者，可以考虑使用倒睫毛贴，可以在网上搜索视频，学习使用方法。

对于3岁以上的宝宝，反复引起结膜炎、角膜损害

者，建议行手术治疗。手术有缝线法、切开法，各有优缺点，具体需要根据宝宝情况来确定。

21　常听说远视储备，这到底是什么东西？

　　一般情况下，刚出生的宝宝眼球较小、眼轴较短，屈光状态为远视状态，屈光度平均＋2.50～＋3.00D，随着生长发育，宝宝眼球的远视度数逐渐降低，我们把这种生理性远视称为远视储备，可理解为"对抗"发展为近视的"缓冲区"。随着生长发育，眼球逐渐长大，眼轴逐渐变长，儿童的远视度数逐渐降低，趋于正视。正视后若眼轴继续增长，则发展为近视。一般3岁前远视储备量为＋3.00D。由于过早或过多近距离用眼，部分儿童在6岁前即已用完远视储备，其在小学阶段极易发展为近视眼。一般到15岁左右发育为正视眼（屈光度数为－0.50～＋0.50 D）。

22　为什么要测远视储备？

由于教育压力大，电子产品高频使用及户外活动减少等因素，孩子过早或过多近距离用眼，导致很多孩子在15岁前就将远视储备用完，特别是远视储备在较小年龄段就已消耗殆尽者，极易发展为近视。

远视储备的数值大小可以反映孩子对近视发生的抵抗能力，远视储备值越高，抵抗近视发生的能力越强，越不容易发生近视（需要注意的是，当远视度数较高，超出参考值范围较多，同时伴有矫正视力较低和眼轴长度较短的现象时，必须排查高度远视型弱视）。进行眼科随访，定期测量远视储备能及时发现孩子在该阶段近视发生与发展的风险，便于家长和孩子及时调整学习和生活计划，有必要时采取相应的近视防控举措，从而控制近视发生与进展。

23 散瞳测了远视储备，多少度才是正常的呢？

不同年龄的小朋友远视储备的正常值存在差异。远视储备正常值参考范围见表1，这是睫状肌完全麻痹（散瞳）后行电脑验光，远视储备正常值的参考范围，以等效球镜度（spherical equivalent，SE）表示。

等效球镜度＝球镜度＋1/2柱镜度。

表1 远视储备正常值参考范围

年龄（岁）	平均值（D）	参考范围（D）
6	+1.38	+0.38～+3.63
7	+1.38	+0.38～+3.63
8	+1.25	+0.38～+3.38
9	+0.88	+0.13～+3.13
10	+0.75	−0.13～+2.28
11	+0.63	−0.38～+2.88
12	+0.50	−0.38～+2.50
13	+0.50	−0.32～+1.75
14	+0.38	−0.38～+2.00
15	+0.31	−0.38～+1.13

24 远视储备不在正常值范围就是快近视了吗?

远视储备不足指裸眼视力正常，散瞳验光后屈光状态虽未达到近视标准，但远视度数低于相应年龄段生理值范围。如4～5岁的儿童生理屈光度为150～200度（＋1.50～＋2.00 D）远视，则有150～200度（＋1.50～＋2.00 D）的远视储备，如果此年龄段儿童的生理屈光度只有50度（＋0.50 D）远视，意味着其远视储备消耗过多，有可能较早出现近视。

远视储备通常以正视化过程中存在的远视度数，即等效球镜度表示。远视储备是眼轴长度（axial length，AL）与角膜及晶状体等参数之间动态匹配的结果。当前研究显示，儿童眼球发育过程中远视储备的影响因素主要有妊娠并发症、孕期营养、早产、母乳喂养、生长速度、行为与生活方式等。

表1中的"远视储备正常值参考范围"是通过一定数量的研究得到的一个参考范围，大约有95%的正常人属

于这个范围，有少数远视储备正常的孩子并不在本参考范围内，但远离参考范围不多。若测量结果低于参考值较多，请及时询问眼科医生，及时采取相应措施控制近视的发生与发展。

25 体检医生说远视储备不足，怎么办？

如果儿童体检发现远视储备不足，就要更加关注科学用眼，做好近视预防工作，如注意养成良好的用眼习惯、自觉控制电子产品使用时长、保证充足的户外活动、均衡饮食、保证充足睡眠以及定期规范进行视力测试等。

26 什么是弱视？

弱视是指在视觉发育期眼部检查没有器质性病变，单眼或双眼最佳矫正视力低于相应年龄的视力（3 岁视力低

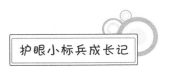

于 0.5，5 岁低于 0.8，6～7 岁低于 0.9，7 岁以上低于
1.0），或者双眼视力相差 2 行及以上，视力较低眼为弱
视。弱视是一种常见的眼病，患病率为 3%～5%，主要
发生于幼儿早期，在视觉发育关键期前存在影响视觉发育
的任何因素，都会造成弱视。

最佳矫正视力〔屈光不正（如近视、远视、散光等）
患者在使用光学矫正设备的情况下所能达到的最佳视力〕：

（1）年龄 3～4 岁，视力小于 0.4。

（2）年龄 4～5 岁，视力小于 0.5。

（3）年龄 5 岁以上，视力小于 0.6。

27 弱视的危害有哪些？

弱视是一种严重危害儿童视功能的眼病，常伴有屈光
不正和斜视。如果弱视没有被及时发现和治疗，会导致患
儿单眼或双眼视力低下，视力恢复困难甚至难以恢复，影
响双眼视觉发育，使儿童缺乏立体视觉。不正常的视力和
立体视觉缺乏将影响孩子的学习、生活。如看物体时没有

立体感，下楼梯容易摔倒等，将来无法从事精细工作或需要正常立体视觉的工作。弱视还易引起斜视，影响儿童的外貌和自信心，使生活质量下降。

28 什么原因导致弱视呢？

（1）斜视性弱视：儿童有或曾有单眼斜视，斜视眼容易形成的弱视。儿童如果习惯歪着头，斜着眼睛看东西就要注意了！弱视的眼睛经常偏斜。

（2）屈光参差性弱视：双眼球镜屈光度数相差大于或等于1.50D，或柱镜屈光度数相差大于1.00D，屈光度数较高眼易形成的弱视。

（3）屈光不正性弱视：多发生于未戴矫正眼镜的高度屈光不正患儿。屈光不正主要为双眼高度远视或散光，双眼最佳矫正视力相等或接近。远视度数大于或等于5.00DS、散光度数大于2.00DC，可增加弱视的危险性。

（4）形觉剥夺性弱视：由屈光间质混浊、上睑下垂等形觉剥夺性因素造成的弱视，如先天性白内障、先天性上

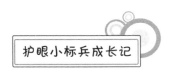

睑下垂、角膜白斑等。

29 弱视有哪些征兆？

（1）儿童戴上矫正眼镜也看不清东西。

（2）儿童走路常摔跤。

（3）看书本或电视、手机时离得特别近。

（4）写字歪七扭八，容易串行。

（5）眼位偏斜，黑眼球不在眼睛正中间。

30 孩子有弱视怎么办？

弱视的治疗往往需要漫长的周期，随年龄的增长，治疗效果变差，所以要早发现、早治疗。

3～6 岁是治疗黄金时间，治愈率能达到 80%～90%。如果等到 10～12 岁再进行治疗，治愈率就只有 10%～

30%了。

戴合适的矫正眼镜

根据儿童的屈光状态，戴合适的眼镜至关重要。目的是让物象在视网膜上成像更清晰，刺激视觉发育。

遮盖疗法

通过遮盖视力更好的"好眼睛"，迫使视力较差的"坏眼睛"（也就是弱视眼）来看事物，增加弱视眼的使用和视觉刺激，从而减少"好眼睛"对弱视眼的抑制作用。

弱视训练

通过一些特定的、针对性训练，如穿珠子、找不同等游戏，不断地刺激眼睛，使其发育起来，让双眼不断地建立更为完善、稳定的视觉系统。

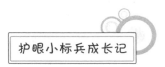

31　如何预防弱视？

教会儿童（3 岁及以上）怎么认视力表，定期带儿童去医院验光，宜 3～6 个月检查一次。平时家长也要关注儿童的用眼习惯。

32　什么是斜视？

正常人的双眼同时注视一个方向。斜视是由于眼外肌协调运动失常导致眼外肌力量不平衡，两眼的视轴不能同时注视同一目标，当一眼注视目标时，另一眼视轴偏离目标的现象。

33 听说斜视也有真假，怎么分辨孩子斜视是哪种类型呢？

家长怀疑孩子出现斜视可以通过简单的检查来辨别：在孩子面前半米的距离打个手电筒，观察孩子黑眼珠中间的反光点，也就是角膜映光点。但是真真假假自己可不一定拿捏得准，有问题一定要去医院让专业的眼科医生来判断。

 隐斜视

看向一个光点，两眼的反光点基本都在黑眼珠中心。但是遮盖一只眼后，被遮盖眼会出现偏位。其实大多数人多多少少都存在隐斜视，孩子出现隐斜视说明有眼位偏斜的倾向，两眼的融合机制还可以控制住眼位，小度数隐斜视也不会对生活造成什么影响。

显斜视

看向一个光点，两眼中的一只眼反光点不在黑眼珠

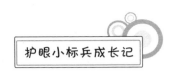

中心。无论孩子是偶尔出现这种情况，还是持续出现这种情况，都表示孩子出现了双眼视功能难以控制的斜视。

常见的眼位偏斜方向包括以下几种。

（1）内斜视：俗称的"对眼""斗鸡眼"，黑眼珠紧挨着内眼角。

（2）外斜视：与内斜视相反，一只眼直视前方时另一只眼往外眼角偏斜。

（3）垂直斜视：让孩子双眼直视前方，可以发现一只眼往上或往下偏斜。

假性斜视

有些孩子出生就有内眦赘皮，看起来也像"斗鸡眼"，但孩子的角膜映光点在中心位置，这其实是内眼角的皮肤太多了，并不是真正的斜视，对视力没什么影响。如果因为不美观影响到孩子的生活，可以考虑做"开眼角"的手术。

 34 孩子太小不配合做斜视检查，家长平时该如何判断孩子有无斜视呢？

（1）看行动：抓物不准、容易磕碰、下楼梯慢、容易摔跤。

（2）看习惯：喜欢歪头从侧面看东西，太阳或强光下喜欢眯眼或闭一只眼。

（3）观状态：注意力不集中，阅读容易落字串行，眼神容易涣散，出现眼神外瞟、上瞟等。

（4）孩子说：视物有重影，看东西时出现头晕、恶心。

35 孩子为什么会发生斜视呢？

目前斜视病因复杂不明确，比较常见的危险因素包括：

（1）基因和染色体异常、父母斜视遗传。

（2）出生发育问题，如孕期妈妈处于吸烟环境中、早产儿、出生发育过程中缺氧、先天性神经肌肉发育异常等。

（3）出生后孩子患有明显的近视、远视或散光。

（4）其他疾病如外伤、肿瘤、颅脑炎症等影响到眼外神经肌肉发育。

原本眼球上下左右的肌肉功能正常且力量均衡，就像拔河一样实力不相上下，保持眼球在正中央。复杂的因素影响到孩子的眼外肌肉，拔河力量就不平衡了，眼睛就会斜向力量更强的一边，比如靠近鼻子的内直肌比靠近耳朵的外直肌力量强，孩子就会出现内斜视。

36　斜视有哪些危害？

　　异常的外观可能会影响孩子心理健康，同龄孩子交流中如果给斜视小朋友起外号，可能会造成孩子孤僻自卑的心理，影响孩子社交和生活质量。最重要的是儿童视力正处于发育期，有大角度隐斜视或者显斜视而不加以干预治疗，会导致孩子视力和立体视觉不同程度丧失，甚至形成斜视性弱视。歪头视物会影响小朋友全身骨骼的发育，长此以往可能会造成脊柱侧弯、面部歪斜。如果孩子小时候家长没有引起重视，视力发育不到正常水平，未来更会影响孩子成年后职业的选择。

37 斜视必须要做手术吗？

有家长认为斜视只是看起来不美观而已，未引起重视，或者觉得孩子还小，要等孩子长大一点眼睛发育好再去医院治疗，如果有这种想法的家长赶紧注意：

早发现，早确诊，早治疗！孩子的立体视并非与生俱来，而是出生后逐渐发育成熟的。3岁以前是孩子视力和视功能发育的黄金时期，治疗可以达到较好的效果。12岁以后视功能恢复相对困难！如果孩子诊断斜视，家长一定要引起重视！

斜视的治疗方法包括戴眼镜、戴眼罩遮盖、视轴矫正和视功能训练、A型肉毒素眼肌注射、眼肌手术矫正，或上述方法综合使用，需要眼科医生根据孩子斜视的具体类型和斜视程度而定。

通过尽早训练和治疗可以帮助孩子矫正眼位、恢复外观，促进视觉发育，使其建立正常的双眼视觉功能。成年以后再做斜视手术只能改善外观、恢复自信心，对视力基

本没有益处。

38 斜视手术安全吗？

　　家长不用过于担心，斜视手术在眼科中已经发展成熟，手术主要操作的部位是附着在眼球表面的肌肉，不会进入眼球内，因此相对安全，不影响视力，外观上也看不出瘢痕。

　　术后恢复很快，手术第二天打开纱布就可以正常视物，基本不会影响正常生活。

39 如何预防斜视？

　　针对斜视发病的危险因素，家长要从备孕期就开始有预防意识，健康合理备孕，远离吸烟环境。孩子出生后，要积极预防和控制近视，尽早诊治屈光不正，帮助孩子养

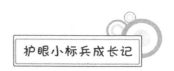
成良好的用眼习惯，合理用眼，正确用眼。

40 远视没有关系，看远清楚点不好吗？

合适的远视储备能够预防儿童近视，它跟年龄相关，远视度数应在相应年龄阶段的正常值范围内，并不是远视度数越高越好。如果远视度数过高，不管看近还是看远都不清晰，视网膜得不到足够刺激，就容易引起弱视。比如一个 4 岁的小朋友正常应该有 +150～+200 度远视储备，若散瞳验光发现双眼有 +600 度远视，就是高度远视，可能会产生弱视、内斜视等问题，应及时到儿童眼科就诊。

41 孩子是"对对眼"，怎么办？

"对对眼"，医学上称为内斜视。临床上有一种情况是假性内斜视，是由于婴幼儿在发育过程中鼻梁相对比较扁

平,两个眼角之间的距离比较宽,视觉效果上误认为是"对对眼",医学上称为内眦赘皮,这并非真正的斜视,是由眼皮盖住了白眼珠形成的一种像"对对眼"的错觉,这种情况无需治疗。经过医生检查可以鉴别,但如果通过专科检查确定为真正的内斜视,就要进一步检查屈光度、斜视度等综合情况,如果由远视性屈光不正引起,就要屈光矫正治疗,部分患者甚至需要进行手术治疗。

42 听说检查眼底很可怕,可不可以等孩子大点再检查?

孩子出生后早期的眼底筛查可以尽早通过散瞳后检查双眼眼底情况,筛查眼病,部分孩子可能会存在先天性或遗传性眼病,严重者会影响视力,甚至致盲,需尽早检查并治疗。

一般我们对于早产儿需做眼底筛查,特别是对孕32周以前的早产儿常规进行眼底筛查,以避免早产儿视网膜病变引起的严重眼底病变。另外,有儿科医生认为存在高

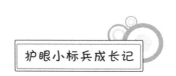

危因素者也需要进行检查。在检查过程中，需要散瞳，孩子可能有几个小时视物不清；检查过程中需要用开睑器撑开眼睑，完成后孩子双眼睑可能会出现短暂压痕或红肿。这些情况慢慢都会恢复，不会对孩子健康造成影响。少数孩子还会出现结膜充血或分泌物增多，检查后可以适当使用抗生素滴眼液局部处理，大多数很快就能完全好转，不用过分担忧。因此，眼底筛查没有想象中那么恐怖，但如果筛查不及时，造成的严重眼底病变会产生严重的视力损伤。我们建议早期进行筛查，尽量不要错过最佳治疗时机。

43 假性近视用不用管？

　　假性近视指眼睛内睫状肌调节痉挛，相当于绷紧的橡皮筋暂时无法放松的状态。当睫状肌过度紧张时出现的暂时的轻微近视就是假性近视。假性近视是可逆的，当睫状肌放松后，假性近视这部分度数就消失了。我们通常说的散瞳，本质就是麻痹睫状肌，强制放松睫状肌这根"皮

筋"，得到一个最放松状态下的屈光度数，假性近视散瞳后的屈光结果大多数为正视或低度远视。儿童出现假性近视更应引起重视，注意培养科学用眼习惯，定期复查，以免假性近视变成真性近视。

 44 散瞳后畏光、视物不清，怎么办？

散瞳验光的专业说法为睫状肌麻痹验光，它能够使睫状肌放松，使验光结果更真实地反映孩子眼睛的度数，是国际公认的诊断近视的"金标准"。散瞳本身并不会损害眼睛，在医生指导下，散瞳很少引起严重不良反应。散瞳后有部分孩子有畏光的现象，这是由于瞳孔扩大，进入眼内的光线增多，刺激眼睛导致畏光。另外，散瞳后孩子会出现短暂的视物不清，是由于睫状肌麻痹后暂时无法聚焦，家长无需过分担心，当药效逐渐消失后，这些症状会慢慢减轻直至恢复正常。

孩子散瞳期间由于看近模糊，尽量避免近距离用眼，比如看书、写字等，另外注意看护，避免碰伤。同时，由

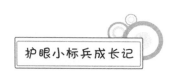

于瞳孔扩大可能导致畏光症状，户外光线过强时应避免强烈的阳光刺激，户外活动时可戴太阳镜或遮阳帽。

45 "瞟瞟眼"是怎么回事？

通常所说的"瞟瞟眼"，医学上称为外斜视。家长一旦发现儿童眼睛位置向外偏斜，应及时去医院就诊，进一步排查引起外斜视的原因，有可能是眼肌运动不协调、神经发育不良或者屈光不正、外伤等。治疗措施因人而异。如果存在屈光问题，应戴准确度数眼镜矫正，后期根据具体情况行视功能训练或眼肌手术治疗。早期治疗可以帮助患儿避免视力下降、视功能受损及斜视带来的美观和心理健康方面的影响。

46　发现孩子黑眼珠发白，有时候还像"猫眼"一样反光，怎么办？

　　正常的瞳孔区应该呈现黑色外观，如果发现孩子黑眼珠发白，像"猫眼"一样反光，就需要及时带孩子去眼科排查白瞳症。白瞳症的主要症状是瞳孔呈白色，可能伴随视力下降、斜视、眼球震颤等症状。造成白瞳症的原因很多，比如先天性白内障、早产儿视网膜病变、Coats 病、永存性原始玻璃体增生症、视网膜母细胞瘤等。由于白瞳症的病因繁多，病变性质差异很大，治疗方法和预后效果差别很大，需要专业眼科医生进行及时诊断与鉴别，根据不同病因及时治疗，避免影响早期视觉发育。如果是严重的视网膜母细胞瘤，还需要进行化疗、放疗、手术治疗等综合治疗。

47 叶黄素要不要吃?

　　门诊中有不少家长问:"要不要给孩子买叶黄素? 叶黄素能不能控制近视?"

　　我们先来大概了解一下叶黄素。叶黄素属于天然类胡萝卜素,参与构成视网膜黄斑区色素,对我们的视网膜细胞有重要的保护作用。如果儿童饮食健康,没有挑食的习惯,就没有太大必要额外补充叶黄素。叶黄素对于缓解视疲劳作用有限,主要用于营养、保护眼底视网膜细胞,而不是用于防控近视。叶黄素主要存在于黄色或橘黄色蔬菜和水果中,比如胡萝卜、南瓜、黄彩椒、玉米、木瓜、橘子、菠菜、芥菜、西蓝花、甘蓝等,食补的方式就完全足够啦。此外,不建议长期服用叶黄素,因为过量补充叶黄素可能会损伤肝肾功能,最好在专业医生的指导下遵医嘱服用。

 主要参考文献

[1] KAPLAN HJ. Anatomy and function of the eye [J]. Chem Immunol Allergy, 2007 (92).

[2] GREGER R, WINDHORST U. Comprehensive human physiology [M]. Berlin: Springer Berlin Heidelberg, 1996.

[3] 中华医学会眼科学分会斜视与小儿眼科学组,中国医师协会眼科医师分会斜视与小儿眼科学组. 中国儿童弱视防治专家共识 (2021 年) [J]. 中华眼科杂志, 2021, 57 (5).

[4] AMIT M, SOCIETY CP, COMMITTEE CP. Vision screening in infants, children and youth [J]. Paediatrics & Child Health, 2009, 4 (4).

[5] 项道满,韦建瑞,刘辉. 儿童眼保健学 [M]. 北京:人民卫生出版社,2021.

[6] 陈巍,吴夕,张佩斌. 儿童眼保健工作实用手册 [M]. 北京:中国科学技术出版社,2020.

[7] 中华人民共和国国家卫生健康委员会. 0~6 岁儿童眼保健及视力检查服务规范 (试行) [S]. 2021.

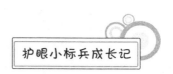
［8］赵梦雅，朱懿，许韶君，等．儿童远视储备影响因素研究进展［J］．中华流行病学杂志，2022，43（10）．

［9］0～6岁儿童眼保健［J］．大众健康，2021（8）．

［10］中华预防医学会公共卫生眼科分会．中国学龄儿童眼球远视储备、眼轴长度、角膜曲率参考区间及相关遗传因素专家共识（2022年）［J］．中华眼科杂志，2022，58（2）．

［11］Rozema JJ，HERSCOVOCI Z，SNIR M，et al．Analysing the ocular biometry of new－born infants［J］．Ophthalmic Physiol Opt，2018，38（2）．

［12］RUTH AS，ZVI H，SAMUEL D，et al．Early structural status of the eyes of healthy term neonates conceived by in vitro fertilization or conceived naturally［J］．Invest Ophthalmol Vis Sci，2007，48（12）．

［13］MORGAN IG，ROSE KA，ELLWEIN LB．Is emmetropia the natural endpoint for human refractive development? An analysis of population－based data from the refractive error study in children（RESC）［J］．Acta Ophthalmol，2010，88（8）．

［14］LI SM，LI SY，Kang MT，et al．Distribution of ocular biometry in 7－and 14－year－old Chinese children［J］．Optom Vis Sci，2015，92（5）．

［15］Lu TL，Wu JF，Ye X，et al．Axial length and associated factors in children：the shandong children eye study［J］．

Ophthalmologica，2016，235（2）.

[16] 王万鹏，周然，张婧，等. 兰州市5～12岁学龄儿童屈光状态与屈光参数相关性研究 [J]. 国际眼科杂志，2013（11）.

[17] GRAAF ESVD，FELIUS J，SAAR KD，et al. Construct validation of the Amblyopia and Strabismus Questionnaire（A&SQ）by factor analysis [J]. Springer Open Choice，2009，247（9）.

[18] FELIUS J，CHANDLER DL，HOLMES JM，et al. Evaluating the burden of amblyopia treatment from the parent and child's perspective [J]. Journal of AAPOS，2010，14（5）.

[19] CARLTON J，KALTENTHALER E. Health—related quality of life measures（HRQoL）in patients with amblyopia and strabismus：a systematic review [J]. Brit J Ophthalmol，2011，95（3）.

[20] 郭晓文，刘向芹，王凌智. 学龄前儿童弱视的防治 [J]. 国际眼科杂志，2010，10（1）.

[21] 赵堪兴. 斜视弱视学 [M]. 2版. 北京：人民卫生出版社，2018.

[22] 中华医学会眼科学分会斜视与小儿眼科学组. 我国斜视分类专家共识（2015年）[J]. 中华眼科杂志，2015，51（6）.

[23] 赵堪兴，史学锋. 我国斜视与小儿眼科近五年研究进展 [J]. 中华眼科杂志，2010，46（10）.

［24］ AHMED N，FASHNER J. Eye conditions in infants and children：Amblyopia and Strabismus ［J］. FP Essent，2019 （484）.

［25］ MOCAN MC，PASTAPUR A，KAUFMAN L. Etiology — based strabismus classification scheme for pediatricians ［J］. Turk J Pediatr，2022，64 （2）.

［26］ 中华人民共和国国家卫生健康委员会. 防控儿童青少年近视核心知识十条 ［S］. 2023.

［27］ 杨培增，范先群. 眼科学 ［M］. 9 版. 北京：人民卫生出版社，2018.

［28］ 王宁利，李仕明. 幼儿园防控近视手册 ［M］. 北京：人民卫生出版社，2021.

［29］ LI SM，LI H，LI SY，et al. Time outdoors and myopia progression over 2 years in Chinese children：the Anyang Childhood Eye Study ［J］. Invest Ophth Vis Sci，2015，56 （8）.

［30］ 石一宁，方严. 中国儿童青少年近视防控流程的建议——近视防控共识 ［J］. 临床眼科杂志，2014，22 （1）.

［31］ MORGAN IG，FRENCH AN，ASHBY RS，et al. The epidemics of myopia：Aetiology and prevention ［J］. Prog Retin Eye Res，2018 （62）.